essentials

essentials liefern aktuelles Wissen in konzentrierter Form. Die Essenz dessen, worauf es als „State-of-the-Art" in der gegenwärtigen Fachdiskussion oder in der Praxis ankommt. *essentials* informieren schnell, unkompliziert und verständlich

- als Einführung in ein aktuelles Thema aus Ihrem Fachgebiet
- als Einstieg in ein für Sie noch unbekanntes Themenfeld
- als Einblick, um zum Thema mitreden zu können

Die Bücher in elektronischer und gedruckter Form bringen das Fachwissen von Springerautor*innen kompakt zur Darstellung. Sie sind besonders für die Nutzung als eBook auf Tablet-PCs, eBook-Readern und Smartphones geeignet. *essentials* sind Wissensbausteine aus den Wirtschafts-, Sozial- und Geisteswissenschaften, aus Technik und Naturwissenschaften sowie aus Medizin, Psychologie und Gesundheitsberufen. Von renommierten Autor*innen aller Springer-Verlagsmarken.

Axel Gänsslen · Ingo Schmehl

Die Gehirnerschütterung

Eine Übersicht für Ärzte aller
Fachrichtungen und Betreuer im
Sport

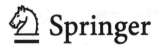 Springer

Axel Gänsslen
Orthopädie, Unfall- und Handchirurgie
Klinikum Wolfsburg
Wolfsburg, Deutschland

Ingo Schmehl
Direktor der Klinik für Neurologie
BG-Klinikum Unfallkrankenhaus Berlin
Berlin, Deutschland

ISSN 2197-6708   ISSN 2197-6716 (electronic)
essentials
ISBN 978-3-662-68003-2   ISBN 978-3-662-68004-9 (eBook)
https://doi.org/10.1007/978-3-662-68004-9

Die Deutsche Nationalbibliothek verzeichnet diese Publikation in der Deutschen Nationalbibliografie; detaillierte bibliografische Daten sind im Internet über http://dnb.d-nb.de abrufbar.

Planung/Lektorat: Antje Lenzen
Springer ist ein Imprint der eingetragenen Gesellschaft Springer-Verlag GmbH, DE und ist ein Teil von Springer Nature.
Die Anschrift der Gesellschaft ist: Heidelberger Platz 3, 14197 Berlin, Germany

Das Papier dieses Produkts ist recyclebar.

Was Sie in diesem *essential* finden können

- Eine Beschreibung der aktuellen Definition des Krankheitsbildes der Gehirnerschütterung
- Einen Einblick in die biomechanischen, pathophysiologischen und epidemiologischen Grundlagen der Gehirnerschütterung
- Einem Überblick über die differenzierte Symptomatik und die Akut-Beurteilung außerhalb medizinischer Einrichtungen
- Grundlagen der klinischen Beurteilung, der Bildgebung und der Akut-Therapie unter ärztlicher Aufsicht und allgemeiner Behandlungsempfehlungen
- Darstellung der Relevanz einer gestaffelten Wiedereingliederung zur Arbeits- und Sportfähigkeit
- Einen orientierenden Überblick über mögliche klinische Folgen im subakuten Zeitrahmen und über mögliche neurodegenerative Langzeitfolgen
- Kenntnisse über Besonderheiten in speziellen Altersgruppen

Inhaltsverzeichnis

Einleitung 1

Die Gehirnerschütterung wird heute noch immer nicht als relevante Verletzung erkannt. Die Altersextreme bei der Gehirnerschütterung – junge und ältere Betroffene – stellt das Gesundheitssystem vor besondere Herausforderungen mit einer erheblichen volkswirtschaftlichen Bedeutung. Gerade die kindliche Gehirnerschütterung stellt eine nicht zu unterschätzende Herausforderung dar dem sozioökonomischen Druck standzuhalten und zum Schutze des Kindes mäßigend auf überzogene Erwartungen von Eltern, Pädagogen und sportlichen Betreuern einzuwirken.

Auf dieses gesundheitspolitisch so relevante Thema muss zum Wohl für den Patienten politisch, gesellschaftlich und ärztlich Einfluss genommen werden.

Die Gehirnerschütterung ist eine seit der Antike bekannte Verletzung. Ihre wurde bereits seit knapp 2000 Jahren eine bestimmte Symptomatik oder ein stattgehabter Mechanismus zugeordnet.

© Der/die Autor(en), exklusiv lizenziert an Springer-Verlag GmbH, DE, ein Teil
von Springer Nature 2023
A. Gänsslen und I. Schmehl, *Die Gehirnerschütterung*, essentials,
https://doi.org/10.1007/978-3-662-68004-9_1

Definition 2

Die aktuelle Definition der Gehirnerschütterung basiert auf den Erfahrungen der Häufigkeit der Verletzung im Sport und wurde in den letzten 2 Jahrzehnten mehrfach revidiert.

Aktuell wird die Gehirnerschütterung definiert als eine traumatische Hirnverletzung, ausgelöst durch einen direkten Stoß gegen den Kopf, Hals oder Körper, dessen Impuls auf das Gehirn übertragen wird [73]. Durch eine resultierende Aktivierung von Neurotransmittern und von Stoffwechselreaktionen kann es zu einer axonalen Schädigung, Blutfluss-Veränderungen und Entzündungsreaktionen im betroffenen Gehirnabschnitt kommen. Symptome und Zeichen können sofort auftreten oder sich über Minuten oder Stunden entwickeln. Sie klingen normalerweise innerhalb von Tagen ab, können aber auch länger anhalten. Die strukturelle Standard-Bildgebung zeigt keine Anomalien. Es resultiert eine Reihe klinischer Zeichen und Symptome – eine Bewusstlosigkeit kann, aber muss nicht vorliegen – die nicht durch Drogen-, Alkohol- oder Medikamentenkonsum, andere Verletzungen (z. B. Halswirbelsäulen-Verletzungen) oder andere Komorbiditäten (z. B. psychologische Faktoren oder bestehende Erkrankungen) erklärbar sind [73].

© Der/die Autor(en), exklusiv lizenziert an Springer-Verlag GmbH, DE, ein Teil von Springer Nature 2023
A. Gänsslen und I. Schmehl, *Die Gehirnerschütterung*, essentials,
https://doi.org/10.1007/978-3-662-68004-9_2

Pathophysiologie

Der exakte Unfallmechanismus, der zu einer Gehirnerschütterung führen kann, ist nicht abschließend bekannt. Verschiedene Mechanismen können ein derartiges Hirntrauma bedingen.

Biomechanisch erfolgt entweder ein direktes Trauma gegen den Kopf oder ein indirekter Erschütterungs-Mechanismus des Gehirns durch fortgeleitete biomechanische Krafteinwirkung gegen den Kopf (z. B. Anprall gegen den Körper, der eine Erschütterung des Schädels auslöst) [73]. Intrakraniell resultieren eine lineare Akzelerationseinwirkung, eine Anprall-Dezeleration (Abbremsung) und eine Rotations-Akzeleration [41]. Die dadurch ausgelöste Gehirnbewegung im starren Schädel kann durch die im Schädel befindlichen harten Strukturen (Falx cerebri, Tentorium, irreguläre Schädelbasis) das Gewebetrauma durch Gewebsabbremsung und Scherung verstärken.

Meist entstehen Gehirnerschütterungen durch kombinierte Linear- und Rotationsbewegungen.

Die lokalen biologischen Folgen können eine Gefäßzerreißung sowie axonale Läsionen und Veränderungen des zerebralen Blutflusses verursachen [73]. Ein direktes Trauma führt eher zu strukturellen Schäden [62].

Pathophysiologische Veränderungen betreffen die Neurone (Energiekrise, neuronale Dysfunktion), die Axone (diffuse axonale Verletzung mit Transportunterbrechung), Astrozyten, Oligodendrozyten, die zerebralen Blutgefäße (lokale Ischämie) und die Gliazellen (Inflammation, Sekundärschäden) (Abb. 3.1) [52].

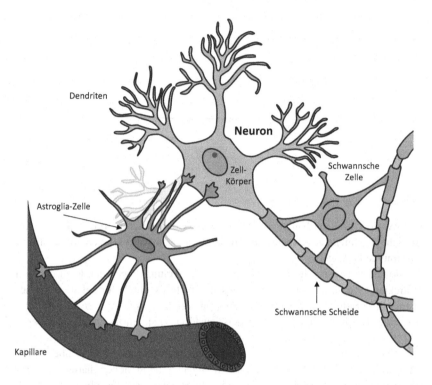

Dendriten

Neuron

Zell-
Körper

Schwannsche
Zelle

Astroglia-Zelle

Schwannsche Scheide

Kapillare

Abb. 3.1 Zellen, die im Rahmen einer Gehirnerschütterung verletzt sein können. (Abb. mit freundlicher Genehmigung aus: Gänsslen et al. (Hrsg.) Die Gehirnerschütterung Springer Berlin, Heidelberg 2023)

Generell resultiert durch das Hirntrauma eine sog. neurometabolische Kaskade (Abb. 3.2) an den beteiligten Neuronen [31], die charakterisiert ist durch:

- massive präsynaptische Freisetzung exzitatorischer (zellreizender, u. a. Glutamat) Neurotransmitter → resultierende zelluläre Energiekrise
- Zellschwellung durch atypischen Ionen-Fluß der Plasmamembran
- mitochondriale Dysfunktion → eingeschränkte intrazelluläre Energiereserve
- Glukose-Hypometabolismus

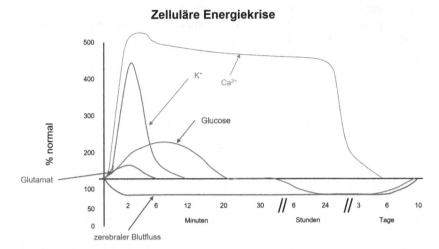

Abb. 3.2 Neurometabolische Kaskade der Gehirnerschütterung nach Giza. (Abb. mit freundlicher Genehmigung aus: Gänsslen et al. (Hrsg.) Die Gehirnerschütterung Springer Berlin, Heidelberg 2023)

Kommt es zur Dekompensation führt dies zu einer erhöhten Laktatproduktion (Azidose), was lokal zu weiteren Zell-Membran-Schäden, veränderter Blut-Hirn-Schranken-Permeabilität und zerebralem Ödem führen kann (Übersicht in: [30]). An den Axonen treten weitere Veränderungen ein (Übersicht in: [30]):

- Verlust der Axon-Struktur (primäres Versagen des Axolemms (Biomembran, die das Axon umgibt)) sowie des neuronalen und vaskulären Zytoskeletts und der Mikrotubuli bis zur Entwicklung einer sekundären Axotomie (Durchtrennung)
- axonale Schwellug und Dysfunktion → veränderter axonaler Transport
- inflammatorische Folgen bis hin zu Apoptose/Zelltod

Unmyelinisierte Axone scheinen dabei gefährdeter für relevante Verletzungsfolgen zu sein, was die verlängerte Erholung im Kindes- und Jugendalter erklären kann [40].

Vaskuläre Konsequenzen umfassen [51]:

- Verletzung der zerebralen Blutgefäße (lokale Ischämie)
- Einschränkung des zerebralen Blutflusses

- autoregulatorische Störung der Gefäßreagibilität
- Entkopplung von vegetativem und zentralem Nervensystem → veränderte Herzfrequenz-Variabilität

Epidemiologie

4

Die Gehirnerschütterung ist mittlerweile weltweit als relevantes Gesundheitsproblem erkannt worden. Gerade im Sport wird diese Relevanz zunehmend wahrgenommen. Dies drückt sich in der nordamerikanisch geprägten Begrifflichkeit der sog. „Silent Epidemic" und dem „Concussion Burden" aus.

Gehirnerschütterungen sind die häufigste Form des SHT. Zwischen 70 % und 90 % entsprechen dem leichten SHT [12], dessen Inzidenz mit 302/100.000 Einwohner angegeben für Deutschland angegeben wurde [80].

2021 wurden insgesamt 233.016 PatientInnen aufgrund eines SHT (ICD-10 S.06) stationär behandelt. 69.423 dieser Patienten waren Kinder und Jugendliche [86]. Gemäß ICD-10-Diagnose-Code S.06.0 waren dies 177.103 Gehirnerschütterungen (76 % aller SHT) bzw. 66.578 Gehirnerschütterungen bei Kindern und Jugendlichen (95,9 % aller SHT). Die Altersverteilung ist in Abb. 4.1 dargestellt.

Über die letzten 2 Jahrzehnte ist in Deutschland eine relativ konstante Gehirnerschütterungshäufigkeit im Kindes- und Jugendalter (5–19 Jahre) zu beobachten, die erst in den letzten zwei Jahren deutlich geringer war. Dagegen zeigt sich in der Altersgruppe ≥70 Jahre ein 2–3-fach höheres Aufkommen (Abb. 4.2), so dass hier von einer „new silent epidemic" gesprochen werden kann [30].

Verfügbare Daten im Profi-Sport in Deutschland differenzieren bisher unzureichend zwischen Kopfverletzungen und Gehirnerschütterungen bzw. SHT [97].

In den USA wird davon ausgegangen, dass jährlich ca. 3,8 Mio. Freizeit- und Sport-assoziierte Gehirnerschütterungen eintreten [47]. Aufgrund der zunehmenden medizinischen Erkenntnisse wird jedoch eine relevante Dunkelziffer angenommen, die auf bis zu 790/100.000 Menschen geschätzt wird [25] bzw. werden im Mittel etwa 40 % aller Gehirnerschütterungen aufgrund von Wissensdefiziten aller Beteiligten nicht diagnostiziert (Übersicht in: [29]). Diese

A. Gänsslen und I. Schmehl, *Die Gehirnerschütterung*, essentials, https://doi.org/10.1007/978-3-662-68004-9_4

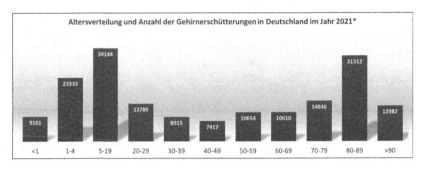

Abb. 4.1 Typische Altersverteilung der Gehirnerschütterung in 2021 mit zwei Häufigkeits-gipfeln im Kindes- und Jugendalter sowie in der geriatrischen Population

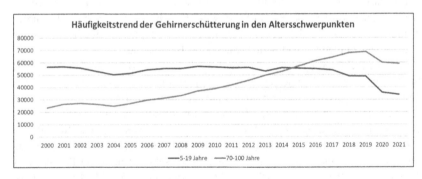

Abb. 4.2 Zunahme der Häufigkeit stationärer Behandlungen aufgrund einer Gehirnerschütterung im höheren Alter, bei weitestgehend konstanter Häufigkeit im Kindes- und Jugendalter

unterschiedlichen Zahlen werden darauf zurückgeführt, dass häufig nur Perso-nen analysiert werden, die sich in einem Krankenhaus oder notfallmedizinisch vorstellten [19].

Von 1997 bis 2019 wurde eine Verdreifachung von berichteten Gehirner-schütterungen (1997: 82.103 vs. 2019: 261.722) erkannt [78]. Sturzbedingte Gehirnerschütterungen traten am häufigsten bei sehr jungen (<5 Jahre) und älte-ren (>65 Jahre) Patienten auf. Sportbedingte Verletzungen traten am häufigsten im Alter von 5 bis 24 Jahren auf. Es wird geschätzt, dass 1650/100.000 Jugendliche jedes Jahr eine Gehirnerschütterung erleiden [102].

Symptomatik

5

Neben Bewusstseinseinschränkungen und Amnesie kann nach einer Gehirner-schütterung in der Regel ein vielfältiger Symptomenkomplex vorliegen, der meist in 4 Cluster eingeteilt wird (Tab. 5.1) [71, 77]. Das Fehlen von Symptomen bedeutet nicht automatisch, dass keine Gehirnerschütterung vorliegt [15].

5.1 Symptom-Art

Die Häufigkeitsverteilung der Symptome, basierend auf einer Literaturanalyse von 4662 Personen (Übersicht in: [30]) ist in Tab. 5.2 dargestellt. Neben die-sen häufigen Symptomen werden aber auch seltenere Symptome angegeben (Übersicht in: [30]): akute Hörstörungen, Frustration, Appetit-Veränderungen, Druckgefühl im Kopf, „sich nicht richtig fühlen", Tinnitus.

Die TOP 3 Symptome der Gehirnerschütterung im Sport sind Kopfschmerzen, Benommenheit und Schwindel. Die klassische Symptomatik Bewußtseinsstörung und Amnesie ist dagegen selten.

5.2 Symptomschwere

Die Symptomschwere wird anhand einer 22-stufigen Symptom-Scala ermittelt und basiert auf einer 7-stufigen Schweregrad-Einteilung der einzelnen Symptome (0 = keine bis 6 = maximal). Somit kann ein Maximalwert von 132 und ein Minimalwert von 0 vorliegen. Die Symptomschwere wird als Prädiktor einer verzögerten Erholung angesehen [63].

© Der/die Autor(en), exklusiv lizenziert an Springer-Verlag GmbH, DE, ein Teil von Springer Nature 2023
A. Gänsslen und I. Schmehl, *Die Gehirnerschütterung*, essentials, https://doi.org/10.1007/978-3-662-68004-9_5

Tab. 5.1 TOP-3-Symptome in den jeweiligen Symptom-Clustern (Tab. mit freundlicher Genehmigung aus: Gänsslen et al. (Hrsg.) Die Gehirnerschütterung Springer Berlin, Heidelberg 2023)

Cluster	TOP 3 Symptome
Migräne	Kopfschmerzen, Schwindel, Lichtempfindlichkeit
Kognitition	Konzentrationsstörung, Fatigue, „Nebel"-Gefühl
Neuropsychologie	Nervosität/Ängstlichkeit, Reizbarkeit, Traurigkeit/Depression
Schlaf	Weniger Schlaf, Einschlafstörungen

Tab. 5.2 Symptom-Art und Symptom-Häufigkeit bei Gehirnerschütterung. (Tab. mit freundlicher Genehmigung aus: Gänsslen et al. (Hrsg.) Die Gehirnerschütterung Springer Berlin, Heidelberg 2023)

% Häufigkeit	Symptom	% Häufigkeit	Symptom
83,5 %	Kopfschmerzen	28,8 %	Amnesie (retro- und antegrad)
70,8 %	Benommenheit	27,3 %	Sehstörung/ verschwommenes Sehen
64,4 %	Schwindel	25,5 %	Nervosität/Ängstlichkeit
54,4 %	Konzentrationsstörungen	23,5 %	Weniger Schlafbedarf
44,5 %	Schwäche/Müdigkeit/ Fatigue	22,0 %	Einschlafstörungen
43,3 %	„Nebel"-Gefühl	20,3 %	Nackenschmerzen
42,0 %	Lichtempfindlichkeit	17,3 %	Reizbarkeit
38,0 %	Gedächtnisstörungen	17,1 %	Taubheitsgefühl/Kribbeln
36,9 %	Gleichgewichtsstörungen	14,3 %	Traurigkeit/Depression
34,4 %	Übelkeit	14,1 %	Antegrade Amnesie
34,0 %	Verwirrtheit	10,2 %	Bewußtlosigkeit
33,5 %	Schläfrigkeit	10,0 %	Retrograde Amnesie
32,3 %	Lärmempfindlichkeit	6,9 %	Vermehrte Emotionalität
30,9 %	Vermehrtes Schlafen	6,3 %	Erbrechen

Nach erlittener Gehirnerschütterung sind in der ersten Woche folgende Durchschnittswerte wahrscheinlich (Übersicht in: [30]):

- 30 und 50 Punkte, unmittelbar nach Trauma
- 20 Punkte, Tag 1 nach Trauma (altersunabhängig)
- 20 Punkte, Tag 3–5

Die Bedeutung der Symptomschwere nach Trauma ergibt sich aus ihrer prognostischen Parametern (Übersicht in: [30]):

- bei einer Symptom-Schwere >8 Punkte ist in knapp 75 % eine Gehirnerschütterung wahrscheinlich
- bei einer Symptom-Schwere >20 Punkten am ersten Tag ist mit einem verzögerten Heilungsverlauf zu rechnen
- persistierende hohe Symptom-Schwere-Werte nach 1 Woche deuten auf einen protrahierten Genesungsprozess hin

5.3 Baseline Daten

Bei der Analyse der Symptomatik und der Symptomschwere ist immer zu berücksichtigen, dass nicht alle Menschen symptomfrei sind bzw. Symptome aufweisen können, die auch bei einer Gehirnerschütterung vorliegen können, obwohl kein Trauma stattgefunden hat.

Basierend auf Daten von mehr als 26.000 Sportlern liegen Trauma-unabhängig 1–2 Gehirnerschütterungs-typische Symptome vor (Übersicht in: [30]).

Folgende Besonderheiten konnten im Rahmen einer Literatur-Recherche ermittelt werden (Übersicht in: [30]):

- TOP 5 Beschwerden: Ermüdung/Fatigue, Kopfschmerzen, Schlafstörungen, Konzentrationsstörungen, HWS-Beschwerden
- häufiger Kopfschmerzen, Schwindel, Traurigkeit, Reizbarkeit, vermehrte Emotionalität sowie Nervosität/Ängstlichkeit bei Mädchen
- positiver Zusammenhang zwischen bereits erlittenen Gehirnerschütterungen und Symptom-Prävalenz
- Fitnesseinschränkungen führen zu mehr Basis-Symptomen
- „physiologische" Symptom-Schwere von ca. 2–6 für Kinder und junge Erwachsene
- Symptomanzahl und Symptom-Schwere bei Kindern bis zum 13. Lebensjahr höher

Präklinische (Sideline-) Evaluation   6

Die Diagnose einer Gehirnerschütterung sollte möglichst schnell gestellt werden, um eine Gefährdung für den Betroffenen möglichst zu vermeiden. Der sog. Sideline-Evaluation kommt entscheidende Bedeutung zu, da hier präklinisch erste Hinweise auf das Vorliegen einer Gehirnerschütterung entdeckt werden können. Da gerade im Breitensport/Freizeitbereich nicht immer Ärzte zur Verfügung stehen, sollte die Evaluation möglichst einfach und nachvollziehbar erfolgen.

Für die Akutbehandlung steht eine Taschenkarte (Concussion Recognition Tool [21]) und diverse App's (z. B. App der Hannelore Kohl Stiftung: GET; www.schuetzdeinenkopf.de) zur Verfügung.

Eine primär schnelle Beurteilung anhand standardisierter Kriterien erscheint sinnvoll. Verschiedene primär aufwendigere, aber leicht umsetzbare Beurteilungsverfahren wurden für Sportler entwickelt und analysiert [20].

Potentiell gefährdende „red-flag" Symptome müssen erkannt werden und zu einer unmittelbar ärztlichen Vorstellung folgen [36, 87].

6.1   Offensichtliche sichtbare Zeichen

Das Konzept potentiell sichtbarer Zeichen wurde in das SCAT-Konzept (Sport Concussion Assessment Tool) und die App der ZNS Hannelore-Kohl-Stiftung/ Verwaltungs-Berufsgenossenschaft (VGB) integriert. Beobachtbare klinische Zeichen, die auf eine Gehirnerschütterung hinweisen können, sind in ihrer Wertigkeit in einem Abfragemodul (Abb. 6.1) integriert worden [17]. Jegliche Gesichtsverletzung, Gesichtsblutung, Nasenbluten oder offensichtliche Augenverletzung

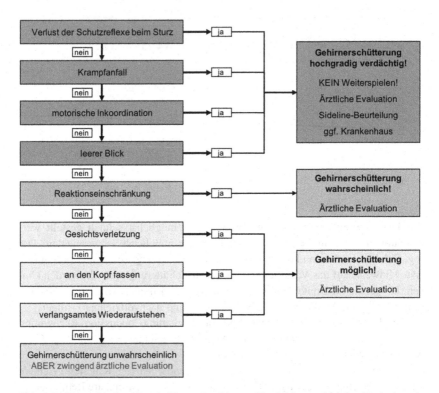

Abb. 6.1 Hierarchischer Entscheidungsalgorithmus für sichtbare, objektive Verdachtszeichen auf Vorliegen einer Gehirnerschütterung. (Abb. mit freundlicher Genehmigung aus: Gänsslen et al. (Hrsg.) Die Gehirnerschütterung Springer Berlin, Heidelberg 2023)

sollte unbedingt Beachtung finden, da in über 40 % Zeichen einer Gehirnerschütterung vorliegen können [44].

6.2   Red-Flag Analyse

Eine sofortige ärztlich-medizinische Untersuchung eines Patienten ist erforderlich, wenn sog. „red-flag"-Symptome (Tab. 6.1) vorliegen [21, 36].

Tab. 6.1 Red-Flag-Parameter, die eine sofortige ärztliche Evaluation bedingen. (Tab. mit freundlicher Genehmigung aus: Gänsslen et al. (Hrsg.) Die Gehirnerschütterung Springer Berlin, Heidelberg 2023)

Nackenschmerzen oder Druckempfindlichkeit	Krampfanfälle
Bewußtlosigkeit/ Bewußtseinsverschlechterung	Sehstörung/Doppelbilder
Zunehmende Verwirrtheit	Mehrfaches Erbrechen
Fokal-neurologisches Defizit	Starke/zunehmende Kopfschmerzen
Unruhig, aufgeregt, erregt	Pupillendifferenz
Amnesie	Schädeldeformität

6.3 Glasgow-Coma Scale (GCS)

Die GCS sollte nur durch medizinisches Personal durchgeführt und evaluiert werden [20]. Die GCS kann altersabhängig beurteilt werden (Tab. 6.2). Bei Kleinkindern und Säuglingen ist die Original-GCS nicht geeignet. Hier werden verschiedene, modifizierte Versionen genutzt.

Tab. 6.2 Glasgow Coma Scale

Punkte	Augen öffnen	Beste verbale Reaktion	Beste motorische Reaktion
6 Punkte	–	–	Befolgt Aufforderungen
5 Punkte	–	Orientiert	Gezielte Schmerzabwehr
4 Punkte	Spontan	Desorientiert	Ungezielte Schmerzabwehr
3 Punkte	Auf Aufforderung	Unzusammenhängende Worte	Auf Schmerzreiz: Beugesynergismen
2 Punkte	Auf Schmerzreiz	Unverständliche Laute	Auf Schmerzreiz: Strecksynergismen
1 Punkt	Keine Reaktion	Keine verbale Reaktion	Keine Reaktion auf Schmerzreiz

6.4   Reaktionszeitanalyse

Die Reaktionszeit dient u. a. als Maß für die Geschwindigkeit der Informations-
verarbeitung. Sie wird u. a. durch Alter (Jüngere besser als Ältere), Geschlecht
(Männer schneller als Frauen), körperliche Fitness, Müdigkeit, Ablenkung, Bio-
rhythmus, Gesundheitsstatus, Alkohol, Medikamente, Drogen, Persönlichkeitstyp,
Reizart, Händigkeit, bestimmte Krankheiten usw. beeinflusst.

Die Reaktionszeit scheint mit anderen Zeichen/Symptomen einer Gehirnerschütterung zu korrelieren und stellt eine objektive Methode für die akute
Beurteilung neurokognitiver Veränderungen dar [23].

Innerhalb der ersten 3 Tage nach einer Gehirnerschütterung liegen regel-
haft relevante Reaktionszeitdefizite vor, die teilweise bis zu 60 Tage nach
Trauma nachweisbar sind [50]. Komplexe Reaktionszeitmessungen (Dual-Task-
Messungen) scheinen Einschränkungen der Reaktionszeit genauer festzustellen.

Im Rahmen einer Gehirnerschütterung lässt sich mit einer einfachen App-
basierten Reaktionszeittestung (ZNS-Hannelore Kohl Stiftung/VBG) der Verdacht
auf eine Gehirnerschütterung stellen (Abb. 6.2).

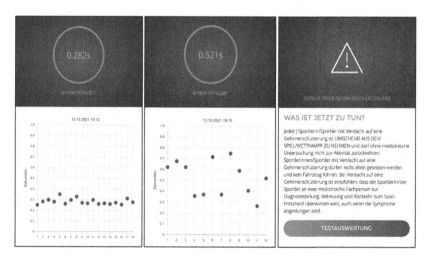

Abb. 6.2 Baseline-Erfassung der einfachen Reaktionszeit (links) mit homogener Reaktionszeit und Angabe des Mittelwertes. Nach erlittener Gehirnerschütterung (Mitte) zeigt sich
eine breite, wechselhafte Reaktionszeit mit einem relevant erhöhten Durchschnittswert. Die
App generiert ein Warnfenster (rechts). (Abb. mit freundlicher Genehmigung aus: Gänsslen
et al. (Hrsg.) Die Gehirnerschütterung Springer Berlin, Heidelberg 2023)

6.5   Visuelle Analyse

Sehstörungen nach Gehirnerschütterung sind keine Seltenheit und treten häufig akut auf. Sie beinhalten u. a. Störungen der sakkadischen Funktionen, Konvergenz- und Akkomodationsstörungen sowie Augen-Folgebewegungen Auch kann die visuelle Reaktionszeit eingeschränkt sein. Typische klinisch-subjektive Symptome können u. a. verschwommenes oder instabiles Sehen, Doppelbilder, Kopfschmerzen Übelkeit, Überanstrengungsgefühl der Augen, Fokussierungsstörungen, Schwindel und Unwohlsein sein [42].

Der King-Devick-Test ist ein zuverlässiger visuell-basierter Test zur Analyse dieser Störungen, bei dem Zahlenreihen durch Testung sakkadischer Augenbewegungen schnell laut gelesen und erkannt werden müssen (Abb. 6.3). Er ist Teil der GET-App.

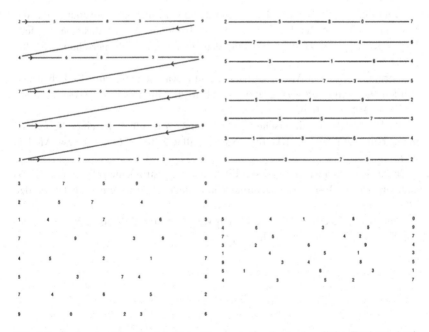

Abb. 6.3 Karten des King-Devick-Tests. Demonstrationskarte oben links. Testkarte 1 mit integrierten Linien innerhalb der Zahlenreihe (oben rechts), Testkarte 2 ohne integrierte Linien (unten links) und Testkarte 3 ohne integrierte Linien und mit verkürztem Abstand der Zahlenreihen (unten rechts). (Abb. mit freundlicher Genehmigung aus: Gänsslen et al. (Hrsg.) Die Gehirnerschütterung Springer Berlin, Heidelberg 2023)

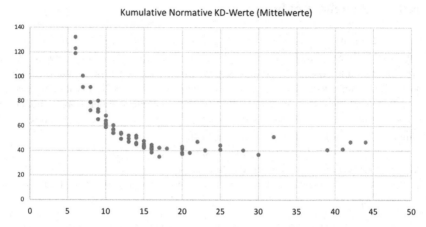

Abb. 6.4 Normative Daten des Gesamt King-Devick-Tests (Summation der 3 Testkarten). (Abb. mit freundlicher Genehmigung aus: Gänsslen et al. (Hrsg.) Die Gehirnerschütterung Springer Berlin, Heidelberg 2023)

Allerdings ist eine Baseline-Untersuchung zwingend notwendig, da das Hauptkriterium die Zeitdifferenz sowie die Fehleranzahl zur Baseline ist. Jede Verlangsamung der Gesamt-Test-Zeit deutet auf eine Gehirnerschütterung hin [27].

Normative Baseline-Werte für Kinder und Erwachsene bis zum 40. Lebensjahr wurden basierend auf verfügbaren Angaben zu Mittelwerten aus der Literatur gebildet (Abb. 6.4) (Übersicht in: [30]).

Nach erlittener Gehirnerschütterung kommt es regelhaft zu einer Verlangsamung beim kumulativen KD-Test (Summe aller 3 Tests: Ø 9,5 s bzw. Median 5 s).

In der Kombination mit anderen Einschätzungsinstrumenten (SAC und BESS) konnten nahezu 100 % der Gehirnerschütterungen korrekt eingeschätzt werden [28].

Eine Normalisierung der verlängerten Werte benötigt teilweise eine Zeitfenster von bis zu 3 Wochen (Übersicht in: [30]).

6.6   Gleichgewichtsstörungen

Gleichgewichtsstörungen bzw. Störungen der Haltungskontrolle gehören zu den häufigen Symptomen unmittelbar nach erlittener Gehirnerschütterung und werden in 20–50 % beobachtet [48].

Die am häufigsten angewendete Analyse zur statischen Balance erfolgt mittels des sog. Balance Error Scoring System (BESS). Der BESS wird im Zweibeinstand, Einbeinstand und Tandemstand für jeweils 20 s mit geschlossenen Augen auf einer festen Grundfläche durchgeführt (Abb. 6.5). Als Fehler (je dreimal 10 Fehler) werden gewertet: Anheben der Hände vom Beckenkamm, Öffnen der Augen, Ausfallschritt, stolpern oder fallen, Bewegung der Hüfte zu >30° Abduktion, Anheben des Vorfußes oder der Ferse, Unmöglichkeit die Testposition innerhalb von 5 s wiederaufzunehmen.

Das Vorliegen eines Fehlers im Zweibeinstand auf festem Untergrund muss in der Regel als pathologisch gewertet werden.

Zur Optimierung der Ergebnisse wird empfohlen, den BESS dreimal durchzuführen, und für die klinische Interpretation den Durchschnittswert der Gesamtergebnisse heranzuziehen [7].

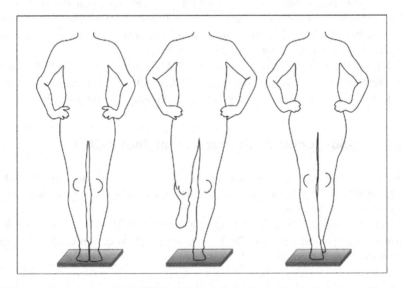

Abb. 6.5 Teststellungen beim BESS. (Abb. mit freundlicher Genehmigung aus: Gänsslen et al. (Hrsg.) Die Gehirnerschütterung Springer Berlin, Heidelberg 2023)

Der BESS zeigt seine höchste Detektionsrate für Gehirnerschütterungen unmittelbar nach der Verletzung. Nach rund 5–7 Tagen ist mit einer Normalisierung zu rechnen.

Das Vorliegen eines Fehlers im Zweibeinstand auf festem Untergrund muss in der Regel als pathologisch gewertet werden.

Nach Gehirnerschütterung deutet eine Verschlechterung um ≥ 7 Fehlerpunkte zum Ausgangswert auf eine Beeinträchtigung des Haltungskontrolle hin (Übersicht in: [30]).

6.7   Standard Assessment of Concussion (SAC)

Der SAC ist ein fünf- bis zehnminütiger Papier- und Bleistifttest. Er ist ein neuropsychologisches Bewertungsinstrument zur akuten, orientierenden Bewertung von Auswirkungen einer Gehirnerschütterung und deren neurokognitiven Folgen.

Das SAC (Abb. 6.6) bewertet den mentalen Status in 4 Bereichen [57]: zeitliche und örtliche Orientierung (Ort, Zeit, Datum, Monat, Jahr), Überprüfung des primären und sekundären Erinnerungsvermögens (Gedächtnisfunktion), Konzentrationstestung.

Das SAC ergibt eine maximale Punktzahl von 30, für jeden Fehler wird 1 Punkt abgezogen. Leistungseinbußen von ≥ 1 Punkt vom Baseline-Wert weisen auf eine beeinträchtigte kognitive Funktion hin. Das SAC sollte nur innerhalb der ersten 48 h nach Trauma zur Anwendung kommen.

Im Kindes- und Jugendalter scheint ein SAC-Score von etwa 24–25 Punkten als Normalwert zu bestehen. Mit zunehmendem Alter steigen die kumulativen SAC-Scores ab dem 20. Lebensjahr auf 27–28 Punkte (Übersicht in: [30]).

6.8   Sport Concussion Assessment Tool (SCAT)

Das SCAT stellt ein gut zusammengestelltes Instrument für eine orientierende Untersuchung bei Gehirnerschütterungsverdacht dar. Es beinhaltet u. a. den SAC, den BESS und die GCS.

Alle 5 Jahre werden aufgrund neuer wissenschaftlicher Erkenntnisse Modifikationen eingeführt. Die aktuelle Version ist der SCAT-6, von dem auch eine Office-Version angegeben ist [22, 72].

Schütz Deinen Kopf!

Standardized Assessment of Concussion (SAC)

Name/Vorname: _____ Untersuchungstag: __/__/____

Orientierung	Wert: ___/5	
Welcher Monat ist gerade?	0	1
Welches Datum ist heute?	0	1
Welcher Wochentag ist heute?	0	1
In welchem Jahr befinden wir uns?	0	1
Wie spät ist es jetzt etwa? (innerhalb 1h)?	0	1

Primäres Erinnerungsvermögen (Kurzzeitgedächtnis) Wert:___/15

Ich werde jetzt Ihr Gedächtnis testen. Ich werde Ihnen eine Liste von Wörtern vorlesen und wenn ich fertig bin, wiederholen Sie alle Wörter, an die Sie sich erinnern können, in beliebiger Reihenfolge. Für Versuche 2 und 3: Ich werde Ihnen jetzt dieselbe Liste noch einmal vorlesen. Wiederholen Sie alle Wörter, an die Sie sich erinnern können, in beliebiger Reihenfolge – auch wenn Sie ein Wort bereits zuvor genannt haben. Der Test zum Kurzzeitgedächtnis kann mit der traditionellen 5-Wörter-pro-Versuch-Liste oder wahlweise mit der 10-Wörter-pro-Versuch-Liste durchgeführt werden. Die Worte werden mit der Geschwindigkeit von einem Wort/Sekunde gelesen.

						V1	V2	V3
A	Finger	Münze	Decke	Gurke	Insekt			
B	Kerze	Papier	Zucker	Pizza	Wagen			
C	Baby	Affe	Parfüm	Sonne	Eisen			
D	Schulter	Apfel	Teppich	Sattel	Blase			
			Gesamtwert (5-Wörteliste)		_____ von 15			

						V1	V2	V3
G	Finger	Münze	Decke	Gurke	Insekt			
	Kerze	Papier	Zucker	Pizza	Wagen			
H	Baby	Affe	Parfüm	Sonne	Eisen			
	Schulter	Apfel	Teppich	Sattel	Blase			
			Gesamtwert (10-Wörteliste)		_____ von 30			

Konzentrationstest I - Zahlen rückwärts Wert:___/4

Bitte kennzeichnen Sie die ausgewählte Zahlenliste (A, B, C, D, E, F). Lesen Sie die Zahlen mit der Geschwindigkeit von einer Zahl pro Sekunde vor. Ich werde Ihnen jetzt eine Zahlenfolge vorlesen und wenn ich fertig bin, wiederholen Sie diese in umgekehrter Reihenfolge. Wenn ich z. B. 7-1-9 sage, würden Sie 9-1-7 sagen.

A	4-9-3	3-8-1-4	6-2-9-7-1	7-1-8-4-6-2		0	1
	6-2-9	3-2-7-9	1-5-2-8-6	5-3-9-1-4-8		0	1
B	5-2-6	1-7-9-5	4-8-5-2-7	8-3-1-9-6-4		0	1
	4-1-5	4-9-6-8	6-1-8-4-3	7-2-4-8-5-6		0	1
C	1-4-2	6-8-3-1	4-9-1-5-3	3-7-6-5-1-9		0	1
	6-5-8	3-4-8-1	6-8-2-5-1	9-2-6-5-1-4		0	1
D	7-8-2	4-1-8-3	1-7-9-2-6	2-6-4-8-1-7		0	1
	9-2-6	9-7-2-3	4-1-7-5-2	8-4-1-9-3-5		0	1
			Gesamtwert (10-Wörteliste)		_____ von 30	

Konzentrationstest II - Monate rückwärts Wert:___/1

Nennen Sie nun die Monate des Jahres in umgekehrter Reihenfolge. Beginnen Sie mit dem letzten Monat und gehen Sie dann zurück. Also Sie würden sagen: Dezember, November ... machen Sie weiter.

Sekundäres Erinnerungsvermögen Wert:___/5

Die verzögerte Erinnerung sollte 5 Minuten nach dem Beenden des Tests zum Kurzzeitgedächtnis durchgeführt werden. Geben Sie 1 Punkt für jede richtige Antwort. Erinnern Sie sich an die Liste der Wörter, die ich Ihnen vorhin ein paar Mal vorgelesen habe? Nennen Sie alle Wörter, an die Sie sich erinnern können, in beliebiger Reihenfolge.

Gesamt-Score SAC					
Orientierung	= ___ / 5	Konzentration	= ___ / 5		
Kurzzeitgedächtnis	= ___ / 15	Langzeitgedächtnis	= ___ / 5	Summe	= ___ / 30

Initiative „Schütz Deinen Kopf!": c/o ZNS – Hannelore Kohl Stiftung;
E-Mail: info@schuetzdeinenkopf.de; www.schuetzdeinenkopf.de

Abb. 6.6 Standardized Assessment of Concussion (SAC). (Abb. mit freundlicher Genehmigung aus: Gänsslen et al. (Hrsg.) Die Gehirnerschütterung Springer Berlin, Heidelberg 2023)

6.9   Zusammenfassung Sideline-Evaluation

Bei Vorliegen von Red-Flag-Parametern oder anderer Verdachtszeichen einer Gehirnerschütterung sowie eingeschränkter GCS haben sich verschiedene Vorgaben haben sich als absolut wichtig erwiesen [22]:

- Sport und Arbeitsmaßnahmen sind zu unterbrechen
- der Betroffene soll medizinisch-ärztlich in einer medizinischen Einrichtung untersucht und überwacht werden
- eine Wiederaufnahme sportlicher und beruflicher Aktivitäten ist nicht zu empfehlen
- Medikamente, Alkohol, das Führen eines Fahrzeugs usw. sollte nur ärztlich freigegeben werden
- eine wiederholende Beurteilung ist durchzuführen, da sich Symptome im Verlauf entwickeln und ändern können
- die Diagnose Gehirnerschütterung ist eine klinische Beurteilung durch eine medizinische Fachperson und sollte NICHT ausschließlich durch entsprechende Sideline-Tools allein erfolgen

Die Kombination aus Symptombewertung, mBESS (modifiziert: nur feste Oberfläche) und SAC-Gesamtscore zeigte die beste Beurteilungsfähigkeit für das Vorliegen einer Gehirnerschütterung (Abb. 6.7) auch ohne Vorliegen von Baseline-Werten [6].

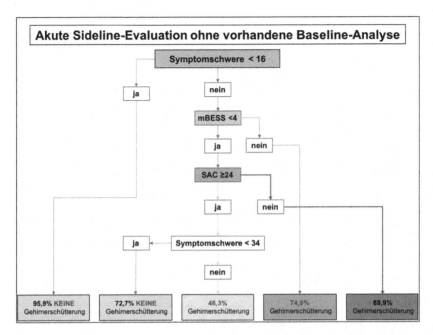

Abb. 6.7 Akute Sideline-Evaluation ohne Baseline-Daten. Einschätzen der Wahrscheinlichkeit auf das Vorliegen einer Gehirnerschütterung mittels Symptomschwere, BESS und SAC. (Abb. mit freundlicher Genehmigung aus: Gänsslen et al. (Hrsg.) Die Gehirnerschütterung Springer Berlin, Heidelberg 2023)

Akut-Evaluation

7

Die akute Evaluation von Patienten mit Verdacht des Vorliegens einer Gehirnerschütterung sollte umfassen:

- eine erweiterte, detaillierte Anamnese mit Fokus auf spezielle Risikofaktoren
- eine kopf-bezogene bzw. verletzungsbezogene körperliche Untersuchung
- eine Untersuchung der Halswirbelsäule (HWS)
- eine gezielte peripher-neurologische Untersuchung inkl. Hirnnervenbeurteilung
- ggf. ein vestibulo-okulomotorisches Screening

7.1 Anamnese und Untersuchung

Die Anamneseerhebung umfasst Angaben zum Unfallmechanismus, objektiven Zeichen (Fremdanamnese), Zeichen einer neurologischen Funktionseinschränkung, die Anzahl vorbestehender Gehirnerschütterungen (prognostische Relevanz!) und die Dauer der Symptomatik. Zusätzlich sollte eine Bewusstlosigkeit oder eine Amnesie (retrograd und/oder antegrad) analysiert werden, ob Kopfschmerz-Erkrankungen oder Migräne, eine Lern-/Leseschwäche, ein diagnostiziertes ADHS vorliegt oder Depression, Angststörung oder andere psychiatrische Erkrankungen bekannt sind (prognostische Relevanz!).

Die kopf-bezogene bzw. verletzungsbezogene fokussierte Untersuchung orientiert sich an geltenden Standards und sollte zusätzlich die HWS analysieren und eine orientierende neurologische Untersuchung inkl. Hirnnervenfunktionen umfassen.

Es schließt sich dann eine orientierende neurokognitive Evaluation an. Dazu kann das SAC verwendet werden.

Bei entsprechender Beschwerdesymptomatik ist eine orientierende vestibulookulomorische Analyse (z. B. VOMS) sinnvoll.

7.2   Bildgebung

Ziel der strukturellen Bildgebung ist der Ausschluss bzw. in seltenen Fällen die Bestätigung akuter Traumafolgen. Bei bestehenden Risikofaktoren oder „red-flag"-Symptomen, wird eine radiologische Diagnostik obligat empfohlen. Das klassische Röntgen des Schädels ist nicht hilfreich und soll nicht erfolgen [79].

Die craniale Computertomographie (CCT) stellt den Gold-Standard dar. Zusätzlich stehen validierte Kriterien für die Notwendigkeit einer kranialen CT-Untersuchung bei Patienten mit leichtem SHT zur Verfügung (New Orleans Kriterien, Canadian CT Head Rule) [37, 88]. Aktuell wurde das leichte vom mittelgradigen SHT durch die neue Einteilung des Scandinavian Neurotrauma Committee (SNC) weiter differenziert (Abb. 7.1) [2]).

Das MRT zeichnet sich durch eine erhöhte Sensitivität für kleinere strukturelle und axonale Schädigungen aus. Das MRT ist in der Regel Patienten mit primär negativem CCT vorbehalten, deren Symptome sich nicht bessern oder zu Verlaufsbeurteilung nach primär auffälligem CT [100].

Radiologische Modalitäten wie die diffusionsgewichtete Bildgebung, das funktionelle MRT (fMRT), die MR-Spektroskopie, SPECT oder PET sind noch in der frühen Entwicklungsphase für die Beurteilung von Gehirnerschütterungen und stellen aktuell noch keinen Standard dar.

Im Kindesalter muss die Strahlenbelastung noch stärker berücksichtigt werden. Die aktuelle Center of Disease Control Leitlinie empfiehlt keine routinemäßige CT-Abklärung ist bei Kindern mit leichtem SHT [53]. Entscheidungshilfen zur Durchführung eines CCT sind die sog. PECARN, CATCH und CHALICE-Kriterien. Auch die routinemäßige Durchführung eines MRT wird bei Kindern nicht empfohlen.

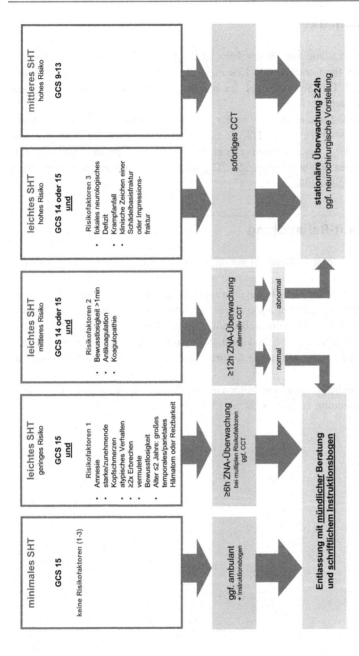

Abb. 7.1 Klassifikation des SHT anhand des Scandinavian Neurotrauma Committee (SNC). (Abb. mit freundlicher Genehmigung aus: Gänsslen et al. (Hrsg.) Die Gehirnerschütterung Springer Berlin, Heidelberg 2023)

7.3   Biomarker

Ziel der Verwendung von Biomarkern ist die Identifizierung von Patienten mit
einem Risiko für intrazerebrale Läsionen, die möglicherweise eine Bildgebung
benötigen [5]. Die Serumspiegel der meisten Gehirnproteine sind nach einem
leichten SHT erhöht.

Das S100B-Protein ist der bisher einzige Biomarker, der in der klinischen Praxis beim leichten SHT/Gehirnerschütterung regelmäßig propagiert und
angewendet wird. Sein exzellenter negativer Vorhersagewert lässt unnötige CT-
Untersuchungen potentiell vermeiden. Die Kombination mit anderen Biomarkern
verbessert die Spezifität.

7.4   Akut-Behandlung

In der Regel erfolgt in Deutschland die stationäre Aufnahme zur Überwachung
für 24 h.

Eine aktive frühe Gehirnerschütterungsbehandlung scheint sinnvoll zu sein.
Eine längere Phase strenger Ruhe ist für die Rekonvaleszenz nach Gehirnerschütterung eher unvorteilhaft. Eine vollständige körperliche und kognitive Ruhe-Phase
sollte nicht länger als 48 h andauern. Subsymptomatische aerobe Belastungen
können die Erholung nach einer Gehirnerschütterung verbessern (Übersicht in:
[30]).

Der physiotherapeutischenz Mitbehandlung kommt beim protrahierten Verlauf
wichtige Bedeutung zu (Übersicht in: [30]).

Typischer Heilungsverlauf

8

In der Regel kommt es innerhalb kurzer Zeit zu einer vollständigen Erholung der Patienten. Die komplette klinische (subjektive Symptome) und kognitive Erholung sowie die Wiederherstellung des Gleichgewichts werden in der Regel innerhalb einer Woche nach der Verletzung beobachtet (Abb. 8.1) [58], sodass 80–90 % der Betroffenen innerhalb von 2 Wochen ihr normales Funktionsniveau wieder erreichen. In 85 % der Fälle verschwinden die Symptome nach einer Gehirnerschütterung innerhalb einer Woche und in 97 % innerhalb eines Monats vollständig. Spätestens nach 3–12 Monaten sollte die Erholungsphase abgeschlossen sein [58].

Bei jüngeren Athleten kann die klinische Erholung aber verzögert ablaufen, mit durchschnittlich 4 Wochen Erholungsphase [101].

Die Erholung kognitiver Defizite erfolgte später als die rein subjektive symptomatische Erholung, typischerweise 2–3 Tage später (Abb. 8.1). Die weitestgehende neurokognitive Erholung umfasst ein Zeitfenster von etwa 2–4 Wochen.

Trotz aller Vorsichtsmaßnahmen können unspezifische Symptome (Post-Concussion-Syndrom, PCS) bei einigen Patienten für längere Zeit bestehen.

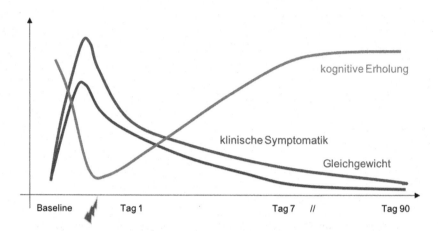

Abb. 8.1 Typischer Verlauf der klinischen, kognitiven und Gleichgewichtserholung. (Abb. mit freundlicher Genehmigung aus: Gänsslen et al. (Hrsg.) Die Gehirnerschütterung Springer Berlin, Heidelberg 2023)

Return-to-Work/Return-to-Play

9

Die Wiederaufnahme jeglicher Aktivität ist letztlich eine Risiko-Nutzen-Analyse. Unbedingt sind in den ersten 10 Tagen alle Aktivitäten zu vermeiden, die mit hohem Risiko einer erneuten Gehirnerschütterung assoziiert sind. Es sind alle Aktivitäten erlaubt, die unterhalb der Symptom-Toleranzschwelle liegen.

Ein Return-to-Work erfolgt bei Erwachsen nach Gehirnerschütterung in 2/3 der Fälle innerhalb von 3 Wochen nach Trauma. Im Mittel dauert es 11–12 Tage bis zur Arbeitsfähigkeit nach leichtem SHT [90].

Das berufsgenossenschaftliche Heilverfahren sieht bei länger bestehender Problematik eine interdisziplinäre berufliche Evaluation vor und umfasst die Analyse von Risikofaktoren, Leistungsfähigkeit und Symptomtoleranz. Mit der Arbeitsbelastungserprobung steht ein geeignetes Instrument zur Verfügung, eine gestaffelte Wiedereingliederung zu ermöglichen.

Eine gestaffelte Arbeitsbelastungserprobung nach Gehirnerschütterung im Rahmen des Return-to-Work ist sinnvoll und sollte bei verzögerter Erholungsphase umgesetzt werden. Auch beim Return-to-School im Kindes- und Jugendalter wird eine schrittweise Belastungssteigerung unterhalb der Symptomschwelle als sinnvoll erachtet. Das Return-to-School erfolgt bei Kindern und Jugendlichen meist schneller als die Wiederaufnahme der vollen Sportfähigkeit.

Mittlerweile hat sich eine frühzeitige Überlappung eines Return-to-School/Work-Protokolls mit einem Return-to-Play-Protokoll etabliert (Abb. 9.1). Die Stufen 1–3 beider Sub-Konzepte können parallel durchgeführt werden [18]. Allerdings sollte die Stufe 6 des Return-to-Play erst nach vollständiger Erholung und beruflicher/schulischer Wiedereingliederung erfolgen.

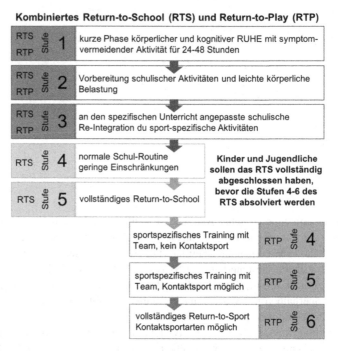

Abb. 9.1 Kombiniertes, überlappendes Return-to-Scholl und Return-to-Work Protokoll. (Abb. mit freundlicher Genehmigung aus: Gänsslen et al. (Hrsg.) Die Gehirnerschütterung Springer Berlin, Heidelberg 2023)

Vor jedem kompletten Return-to-Sport sollte aber das Return-to-School abgeschlossen sein [36, 59]. Im (Leistungs-)Sport ist ein vollständiges Return-to-Play durchschnittlich nach 2–3 Wochen möglich.

Post Concussion Beschwerden 10

Bei einigen Patienten verbleiben über längere Zeit Gehirnerschütterungs-typische Symptome (Post-Concussion- Syndrom [PCS]). Ein PCS kann nach jedem SHT auftreten und umfasst verschiedene Symptome wie Kopfschmerzen, Schwindel, Müdigkeit, Reizbarkeit, Konzentrationsschwierigkeiten, Gedächtnisstörungen, Schlafstörungen, Stressintoleranz und emotionale Reizbarkeit.

Diese Symptomatik wird als unspezifisch angesehen, da viele dieser Symptome bei anderen Verletzungen oder Erkrankungen auch bestehen können. Entsprechend zeigt sich eine hohe Prävalenz von PCS-Symptomen in der normalen Bevölkerung [32].

Da viele dieser Symptome von verschiedensten Fachdisziplinen behandelt werden, (v. a. Neuropsychologie, Neurologie, Physiotherapie, HNO), ist ein interdisziplinäres Management immer bei Symptompersistenz über 4 bis 6 Wochen zu fordern [14].

In Deutschland hat sich dazu das von Schmehl initiierte Brain-Check-Konzept durchgesetzt [81].

10.1 Kopfschmerzen

Kopfschmerzen können ein relevantes Symptom nach Trauma darstellen [45]. Sie zählen zu den häufigsten Symptomen einer Gehirnerschütterung. Dies betrifft sowohl die akute, subakute und chronische Phase nach einer Gehirnerschütterung [9].

In einer Analyse von knapp 10.000 Sportlern waren Kopfschmerzen mit
94,5 % das häufigste Symptom [13]. Ein Jahr nach SHT wurden posttraumatische Kopfschmerzen in 8–22 % angegeben [93]. Im Kindesalter (6–12 Jahre)
entwickelten 3,8 % persistierende posttraumatische Kopfschmerzen (länger als
3 Monate bestehend) [84].

Posttraumatische Kopfschmerzen treten oft zusammen mit anderen körperli-
chen, kognitiven, emotionalen und/oder Verhaltenssymptomen auf [64].

Einer von vier Amateur-Sportlern weist Einschränkungen der Lebensquali-
tät durch Kopfschmerzen und Schwindel nach Gehirnerschütterung auf, trotz
abgeschlossenem Return-To-Play [10].

Fast 30 % der Betroffenen mit persistierenden posttraumatischen Kopfschmerzen leiden auch unter einer posttraumatischen Belastungsstörung [33].

Eine zu häufige Anwendung von Analgetika kann zur Chronifizierung beitragen.

10.2 Vestibulo-Okuläre Störungen

Anhaltender Schwindel, Gleichgewichtsstörungen und Sehstörungen sind häufige
Symptome bei Patienten nach Gehirnerschütterung.

Schwindel ist eine der häufigen akuten und chronischen posttraumatischen
Störungen nach leichtem SHT und nach Gehirnerschütterung [26, 82]. Aktuelle
Daten zeigen eine Schwindel-Prävalenz nach Gehirnerschütterung im Sport von
50–84 % [43, 48, 65].

Schätzungen zur Prävalenz von persistierenden Schwindel nach leichtem SHT
variieren zwischen 1,2 % nach 6 Monaten bis zu 32,5 % nach 5 Jahren (Übersicht
in: [30]).

Gleichgewichtsstörungen durch Einschränkungen des vestibulospinalen Sys-
tems treten in den ersten Tagen nach einer Gehirnerschütterung häufig auf, eine
subjektive Erholung wird aber häufig innerhalb der ersten 3–5 Tage beobachtet
[16, 35].

Sehstörungen sind nach Gehirnerschütterung keine Seltenheit und können
auch langfristig vorhanden sein [67]. Dies zeigt sich auch in einer deutlichen
Einschränkung für verschiedene Aspekte der Okulomotorik inkl. der visuellen
Reaktionszeit.

In einer Analyse von 100 Jugendlichen mit einem Durchschnittsalter von
14,5 Jahren wiesen 69 % Visusstörungen auf (51 % Akkommodationsstörun-
gen, 49 % Konvergenzinsuffizienzen, 29 % sakkadische Dysfunktionen, 46 %
mindestens 2 dieser Störungen) [55].

Posttraumatische Sehstörungen sind als Risikofaktor für zusätzliche Lernstörungen, Lesestörungen, Kopfschmerzen (bis 84 %!), schlechtere neurokognitive Ergebnisse und vermehrte Symptome identifiziert worden [74, 89, 91].

10.3 Schlafstörungen

Schlafstörungen sind ein häufiges, relevantes, aber immer noch unzureichend erkanntes Symptom nach leichtem SHT und Gehirnerschütterung [66].

Sie gehören allerdings mit durchschnittlich 50 % zu den regelhaften Folgen nach Erleiden eines SHT [56, 94]. Sie umfassen vor allem Schlaflosigkeit, Hypersomnie (Schlafsucht), obstruktive Schlafapnoe, Schnarchen, schlechte Schlafeffizienz, zu frühes Aufwachen und verzögertes Einschlafen.

In der akuten Situation wird häufig ein erhöhter Schlafbedarf angegeben [38, 76]. Der Schlafbedarf nimmt mit der Zeit ab und eine gewisse Schlaflosigkeit ist im subakuten und chronischen weiteren Verlauf nach leichtem SHT bzw. nach Gehirnerschütterung die häufigste Form der Schlafstörung. Schlafstörungen treten häufig erst 2–4 Wochen nach der Verletzung auf [8].

Bei anhaltender Schlafdauer-Variabilität kann es zu einer Chronifizierung der Schlafstörungen kommen (Übersicht in: [30]) mit dem Risiko insbesondere für Einschränkungen im kognitiven und physiologischen Bereich [76].

Schlechter Schlaf kann die Symptomatik nach Gehirnerschütterung verstärken sowie psychische und kognitive Fähigkeiten einschränken (Übersicht in: [30]).

Nach Erleiden einer Gehirnerschütterung finden sich Schlafstörungen zwischen 20 und 60 % [54, 95]: dabei wurden 21,6 % allgemeine Schlafstörungen und in 61,7 % ein vermehrtes Schlafbedürfnis sowie in 55 % ein verringertes Schlafbedürfnis angegeben.

10.4 Müdigkeit/Fatigue

Anhaltende Erschöpfungszustände nach leichtem SHT wurden in 22–59 % nach 3 Monaten angegeben (Übersicht in [30]). Zusätzlich muss berücksichtigt werden, dass derartige Symptome auch in der normalen deutschen Bevölkerung in bis zu einem Drittel angegeben werden.

Diese Symptomatik neigt zur Persistenz von 20–33 % nach einem Jahr, wobei in Deutschland höhere Häufigkeiten (33–51 %) angegeben wurden [85].

Müdigkeit nach einer Gehirnerschütterung/leichtem SHT kann noch bis zu fünf Jahre nach der Verletzung nachweisbar sein [11].

Risikofaktoren für eine posttraumatische Müdigkeit nach jeglichem SHT umfassen weibliches Geschlecht, junges Patientenalter, höhere Bildung, schwerere intrakranielle Verletzungen, somatische und psychiatrische Erkrankungen vor der Verletzung, Schlafstörungen und Entwicklung depressiver Symptomatiken [4].

10.5   Hormonelle Störungen

Hormonelle Störungen nach Gehirnerschütterung werden u. a. unter dem Begriff "neuroendokrine Dysfunktion" beschrieben [98]. Typische Symptome der neuroendokrinen Dysfunktion sind frühzeitige Ermüdung, Schlaflosigkeit, beeinträchtigte kognitiver Funktionen, Gedächtnisstörungen, Konzentrationsschwierigkeiten, emotionale und Stimmungsveränderungen [98].

Hormonelle Störungen nach Gehirnerschütterung kommen häufiger vor als bisher bekannt [99].

In einer Literaturanalyse von Arbeiten zwischen 2000 und Oktober 2018 wurde eine Häufigkeit einer post-traumatischen Hypophyseninsuffizienz (Hypopituitarismus, PTHP) nach SHT von 7,2 % angegeben [3]. Die Prävalenz nach SHT wird auf 15–68 % geschätzt (Übersicht in: [30]).

Die Testung auf eine neuroendokrine Dysfunktion wurde beim leichten SHT empfohlen, wenn Symptome > 3 Monate andauern oder bis zu 36 Monate nach der Verletzung auftreten [96].

10.6   Neurokognitive Störungen

Daten legen nahe, dass in 15–33 % anhaltende kognitive Symptome bestehen bleiben können [61, 69, 75].

Es gibt zunehmend Hinweise darauf, dass einige Sportler im späteren Leben leichte kognitive Beeinträchtigungen entwickeln können.

10.7   Neurodegenerative Folgen

Ein klarer Zusammenhang zwischen dem Erleiden einer oder mehrerer Gehirnerschütterungen im Sport und der Entwicklung neurodegenerativer Langzeitfolgen lässt sich nur schwer analysieren, da sicherlich multifaktorielle Ursachen zur Entwicklung beitragen ([68] und Übersicht in: [30]).

- Alzheimer-Krankheit (AD): das SHT stellt einen Risikofaktor dar, an AD zu erkranken; es scheint bisher aber kein sicherer Zusammenhang mit dem leichten SHT zu bestehen
- Demenz: das leichte SHT wurde als unabhängiger Risikofaktor für die Entwicklung einer Demenz identifiziert; für Patienten nach Gehirnerschütterung besteht ein 1,72-fach höheres Risiko eine Demenz zu entwickeln
- Amyotrophe Lateralsklerose (ALS): es bestehen Hinweise, dass durch Kopfverletzungen ein erhöhtes ALS-Risiko bestehen könnte; der professionelle Sport weist ein 3- bis 4-fach höheres Risiko auf als nichtprofessionell ausgeübter Sport; Sportarten mit häufig auftretenden repetitiven Gehirnerschütterungen im mechanistischen Sinn und Halswirbelsäulenanprällen zeigten ein 5-fach höheres Risiko für eine ALS-Erkrankung
- Depression: eine depressive Störung kann im Verlauf nach Gehirnerschütterung auftreten und steht mit der Anzahl erlittener Gehirnerschütterungen in Beziehung; nach leichtem SHT besteht unabhängig vom Untersuchungszeitpunkt ein 3,29-fach erhöhtes Depressionsrisiko, welches für Jahrzehnte bestehen bleibt
- Suizidalität: das Erleiden einer Gehirnerschütterung und/oder eines leichten SHT ist mit einem höheren Suizidrisiko assoziiert
- M. Parkinson: es scheint für Patienten nach Gehirnerschütterung ein bis zu 1,57-fach höheres Risiko zu bestehen einen M. Parkinson zu entwickeln
- Angststörungen: möglicherweise besteht ein bis zu 1,7-fach erhöhter Zusammenhang zwischen erlittener Gehirnerschütterung und der Entwicklung von langfristigen Angststörungen

Risikofaktoren

Eine initial hohe Symptomschwere oder eine hohe Symptomanzahl, starke Kopfschmerzen und das Vorliegen einer Amnesie deuten auf eine hohe Verletzungsschwere hin und können einen prolongierten Verlauf erwarten lassen.

Die Mehrfachgehirnerschütterung ist ein vermeintlich wesentlichster Faktor, der einen Einfluss auf die Erholungsdauer hat [1]. Zusätzlich sind weitere Faktoren mit einem prolongierten Verlauf vergesellschaftet [39]:

- junges Alter
- weibliches Geschlecht
- mehrfache Gehirnerschütterungen
- ADHS
- bekannte Lernstörungen
- psychiatrische Vorerkrankungen
- psychiatrische Vorerkrankungen in der Familie
- (Migräne)-Kopfschmerzen
- Migräne-Kopfschmerzen in der Familie

Zusätzlich wurde versucht mittels Scores eine Frühabschätzung vorzunehmen [46, 101]. Zamek et al. haben einen Risiko-Score zur Prädiktion von persistierenden Symptomen nach Gehirnerschütterung und leichtem SHT entwickelt (Abb. 11.1 und 11.2), der eine Symptomatik-Prognose für 1 Monat nach dem Trauma ermöglicht [101].

A. Gänsslen und I. Schmehl, *Die Gehirnerschütterung*, essentials, https://doi.org/10.1007/978-3-662-68004-9_11

Post-Concussion Symptom Risk Score			Punkte
Alter	☐ 5-7 Jahre (0 Punkte)	☐ 0 Punkte	
	☐ 8-12 Jahre (1 Punkt)	☐ 1 Punkt	
	☐ 13-17 Jahre (2 Punkte)	☐ 2 Punkte	
Geschlecht	☐ männlich	☐ 0 Punkte	
	☐ weiblich	☐ 2 Punkte	
bereits erlittene Gehirnerschütterung	☐ nein, Symptome <1 Woche	☐ 0 Punkte	
	☐ ja, Symptome ≥1 Woche	☐ 1 Punkt	
vorbestehende (diagnostizierte) Migräne	☐ nein	☐ 0 Punkte	
	☐ ja	☐ 1 Punkt	
langsames Antworten auf Fragen	☐ nein	☐ 0 Punkte	
	☐ ja	☐ 1 Punkt	
BESS – Tandemstand	☐ 0-3 Fehler	☐ 0 Punkte	
	☐ ≥4 Fehler	☐ 1 Punkt	
akut bestehende Kopfschmerzen	☐ nein	☐ 0 Punkte	
	☐ ja	☐ 1 Punkt	
Geräuschempfindlichkeit	☐ nein	☐ 0 Punkte	
	☐ ja	☐ 1 Punkt	
Müdigkeit/Schwächegefühl	☐ nein	☐ 0 Punkte	
	☐ ja	☐ 1 Punkt	
Gesamtpunktzahl			

Abb. 11.1 Post-Concussion-Symptom-Risk-Sore. (Abb. mit freundlicher Genehmigung aus: Gänsslen et al. (Hrsg.) Die Gehirnerschütterung Springer Berlin, Heidelberg 2023)

11.1   Vulnerabilität

Nach erlittener Gehirnerschütterung besteht möglicherweise für einen gewissen Zeitraum ein erhöhtes Risiko für ein Zweittrauma. Biochemisch stellt das nicht vollständig erholte Gehirn, dass formal noch durch eine reversible energetische Krise gekennzeichnet ist, den vermeintlichen wichtigen Risikofaktor für eine sekundäre Triggerung zum Schlechten dar.

Experimentell und mit Einschränkung auch klinisch scheint ein vulnerables Fenster zwischen dem ersten und fünften Tag nach Primärtrauma einer Gehirnerschütterung, mit Maximum um den 3. Tag, zu bestehen. Es ist unbekannt, wie lange die Phase einer erhöhten Vulnerabilität andauert.

Das sog. Second Impact Syndrom (SIS) ist definiert als eine zweite Kopfverletzung in Zusammenhang mit einer zuvor erlittenen Gehirnerschütterung, bei der die Symptome des früheren Traumas noch nicht abgeklungen sind [24].

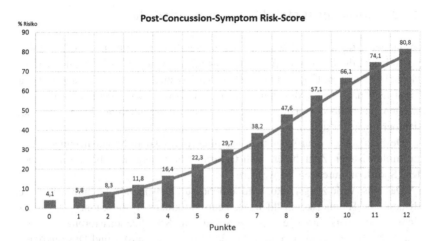

Abb. 11.2 Risikoabschätzung anhand des Post-Concussion-Symptom-Risk-Sore. (Abb. mit freundlicher Genehmigung aus: Gänsslen et al. (Hrsg.) Die Gehirnerschütterung Springer Berlin, Heidelberg 2023)

Das SIS ist eine extrem seltene Erkrankung und wird fast ausschließlich bei männlichen Sportlern beobachtet. Es tritt fast ausschließlich vor dem 20. Lebensjahr auf und wurde bisher hauptsächlich, aber nicht ausschließlich bei American-Football-Spielern beobachtet.

11.2 Kumulative Relevanz

Die Mehrfachgehirnerschütterung scheint ein wesentlicher Faktor zu sein, der einerseits eine Gehirnerschütterung erwarten lässt und Einfluss auf die Erholungsdauer haben kann.

Sportler mit anamnestisch bereits erlittenen Gehirnerschütterungen, insbesondere ≥ 3 erlittenen Gehirnerschütterungen, scheinen ein erhöhtes Risiko für länger bestehende Symptomatiken und kognitive Beeinträchtigungen aufzuweisen [34, 83].

11.3   Muskuloskeletales Verletzungsrisiko

Im längerfristigen Verlauf scheinen bei einigen Sportlern subklinische Störungen vorzuliegen, die das Risiko für Verletzungen, insbesondere der unteren Extremitäten (Übersicht in: [30]), erhöhen. Diese Risiko stieg von 1,6-fach nach 1 Monat bis 4-fach nach 6–12 Monaten an [70]. Das Anfälligkeits-Zeitfenster liegt am ehesten innerhalb des ersten Jahres nach Gehirnerschütterung, kann aber auch darüber hinaus bestehen.

Deshalb sollten neurokognitive und motorische Kontrolluntersuchungen auch im mittelfristigen Zeitrahmen nach Gehirnerschütterung, v. a. bei (professionellen) Sportlern, durchgeführt werden.

Das das Verletzungsrisiko wird erhöht durch bleibende kognitive Defizite, dynamische Haltungskontrolldefizite, neuromuskuläre Dysfunktionen, Koordinationsdefizite, persistierende visuelle Störungen, Koordinationsstörungen, eingeschränkte Reaktionszeiten, eingeschränkte Bewegungsmuster und Dysfunktionen bei Dual Task Bedingungen (Übersicht in: [30]).

Besonderheiten in Altersextremen

Kleine Kinder und ältere Menschen stellen eine Besonderheit bei der Gehirnerschütterung dar.

12.1 Gehirnerschütterung im Kindesalter

Die sich erst entwickelnde Myelinisierung schützt das Gehirn im Kindesalter noch nicht ausreichend. Bei jüngeren Kindern kann die klinische Erholung deshalb verzögert ablaufen, mit durchschnittlich 4 Wochen Erholungsphase [101].

Schlafstörungen wurden als Risikofaktor für eine verzögerte Erholung und eine überschießende, verstärkte Symptomatik identifiziert.

Posttraumatische Sehstörungen sind als Risikofaktor für zusätzliche Lernstörungen, Lesestörungen, Kopfschmerzen, schlechtere neurokognitive Ergebnisse und vermehrte Symptome identifiziert worden [74, 89, 91]).

Neurokognitive Beeinträchtigungen können lange Zeit bestehen. So wurden derartige Beeinträchtigungen 7 Jahre nach dem Trauma bei Jugendlichen nachgewiesen [67].

12.2 Gehirnerschütterung im höheren Alter

Das Gehirn und die Gehirnfunktion verschlechtern sich mit zunehmendem Alter. Eine Gehirnerschütterung scheint in dieser Altersgruppe keine vorübergehende Hirnverletzung zu sein [30].

Das SHT im höheren Alter wird als „new silent epidemic" auf Grundlage eines sturzbedingten SHT („fall-related TBI") angesehen [92]. Häufig kann dabei nicht sicher zwischen einem Sturz aus innerer Ursache, mit entsprechender Symptomatik und SHT-Sturzfolgen differenziert werden [60].

Das SHT unter Antikoagulantien stellt ein zunehmendes Problem im Gesundheitssektor dar. Die Altersgruppe der über 65-jährigen gilt als die relevanteste Patientengruppe beim leichten SHT mit der höchsten ICB-Rate [49].

Bei Antikoagulanzien-Einnahme wird ein CCT und eine 24h-Überwachung empfohlen. Ein Verlaufs-CCT soll bei primär nachgewiesener intrakranieller Blutung und/oder klinischer Verschlechterung und/oder inadäquaten Untersuchungsmöglichkeiten erfolgen. Eine regelmäßige neurologische Re-Evaluationen ist gefordert [30].

Abhängig von der Art der Antikoagulantien wird eine sekundäre Blutung bei primär unauffälligem CCT von überwiegend 0,5 %-3 % angegeben [30].

Was Sie aus diesem essential mitnehmen können

- eine Übersicht über die klinische Relevanz der Gehirnerschütterung
- wichtige prähospitale Evaluatiuonsmöglichkeiten auch für nicht-ärztliches Personal
- bewährte klinische Untersuchungsmethoden und die weiterführende Maßnahmen im Rahmen der akuten Behandlung
- eine Übersicht über mögliche Gehirnerschütterungs-Folgen
- Besonderheiten im jungen und höheren Alter

A. Gänsslen und I. Schmehl, *Die Gehirnerschütterung*, essentials, https://doi.org/10.1007/978-3-662-68004-9

Literatur

1. Aggarwal S, Ott S, Padhye N, Schulz P (2020) Sex, race, ADHD, and prior concussions as predictors of concussion recovery in adolescents. Brain Inj 24:809–817
2. Astrand R, Rosenlund C, Undén J, (SNC) ftSNC. (2016) Scandinavian guidelines for initial management of minor and moderate head trauma in children. BMC Med 14:33. https://doi.org/10.1186/s12916-016-0574-x
3. Benvenga S (2019) The history of pituitary dysfunction after traumatic brain injury. Pituitary 22:229–235
4. Borgen I, Voormolen D, Howe E, Forslund M, Dahl H, von Steinbuechel N (2021) Frequency of fatigue and its changes in the first 6 months after traumatic brain injury: results from the CENTER-TBI study. J Neurol 268:61–73
5. Bouvier D, Oris C, Brailova M, Durif J, Sapin V (2020) Interest of blood biomarkers to predict lesions in medical imaging in the context of mild traumatic brain injury. Clin Biochem 85:5–11
6. Broglio S, Harezlak J, Katz B, Zhao S, McAllister T, McCrea M, Investigators CC (2019) Acute Sport Concussion Assessment Optimization: A Prospective Assessment from the CARE Consortium. Sports Med 49:1977–1987
7. Broglio S, Zhu W, Sopiarz K, Park Y (2009) Generalizability theory analysis of Balance Error Scoring System reliability in healthy young adults. J Athl Train 44:497–502
8. Brooks B, Sayers P, Virani S, Rajaram A, Tomfohr-Madsen L (2019) Insomnia in adolescents with slow recovery from concussion. J Neurotrauma 36:2391–2399
9. Butler I (2013) Postconcussion syndrome after mild traumatic brain injury in children and adolescents requires further detailed study. JAMA Neurol 70:636–637
10. Büttner F, Howell D, Doherty C, Blake C, Ryan J, Delahunt E (2020) Headache- and Dizziness-Specific Health-Related Quality-of-Life Impairments Persist for 1 in 4 Amateur Athletes Who Are Cleared to Return to Sporting Activity Following Sport-Related Concussion: A Prospective Matched-Cohort Study. J Orthop Sports Phys Ther 50:692–701
11. Cantor J, Ashman T, Gordon W, Ginsberg A, Engmann C, Egan M, Spielman L, Dijkers M, Flanagan S (2008) Fatigue after traumatic brain injury and its impact on participation and quality of life. J Head Trauma Rehabil 23:41–51

12. Cassidy J, Carroll L, Peloso P, Borg J, von Holst H, Holm L, Kraus J, Coronado V, Injury WCCTFoMTB. (2004) Incidence, risk factors and prevention of mild traumatic brain injury: results of the WHO Collaborating Centre Task Force on Mild Traumatic Brain Injury. J Rehabil Med 43(Suppl):28–60

13. Chandran A, Kerr Z, Roby P, Nedimyer A, Arakkal A, Pierpoint L, Zuckerman S (2020) Concussion Symptom Characteristics and Resolution in 20 United States High School Sports, 2013/14-2017/18 Academic Years. Neurosurgery 87:573–583

14. Collins M, Kontos A, Reynolds E, Murawski C, Fu F (2014) A comprehensive, targeted approach to the clinical care of athletes following sport-related concussion. Knee Surg Sports Traumatol Arthrosc 22:235–246

15. Comeau D, Pfeifer N (2019) Diagnosis of Concussion on the Sidelines. Semin Pediatr Neurol 30:26–34

16. Covassin T, Elbin R, Harris W, Parker T, Kontos A (2012) The role of age and sex in symptoms, neurocognitive performance, and postural stability in athletes after concussion. Am J Sports Med 40:1303–1312

17. Davis G, Makdissi M, Bloomfield P, Clifton P, Echemendia R, Falvey É, Fuller G, Green G, Harcourt P, Hill T, McGuirk N, Meeuwisse W, Orchard J, Raftery M, Sills A, Solomon G, Valadka A, McCrory P (2019) International consensus definitions of video signs of concussion in professional sports. Br J Sports Med 53:1264–1267

18. DeMatteo C, Randall S, Lin C, Claridge E (2019) What Comes First: Return to School or Return to Activity for Youth After Concussion? Maybe We Don't Have to Choose. Front Neurol 10:792. https://doi.org/10.3389/fneur.2019.00792

19. Dewan M, Rattani A, Gupta S, Baticulon R, Hung Y, Punchak M, Agrawal A, Adeleye A, Shrime M, Rubiano A, Rosenfeld J and Park K. (2018) Estimating the global incidence of traumatic brain injury. J Neurosurg, doi: https://doi.org/10.3171/2017.10.JNS 17352. Online ahead of print.:

20. Dziemianowicz M, Kirschen M, Pukenas B, Laudano E, Balcer L, Galetta S (2012) Sports-Related Concussion Testing. Curr Neurol Neurosci Rep 12:547–559

21. Echemendia R, Ahmed O, Bailey C, Bruce J, Burma J, Davis G, Gioia G, Howell D, Fuller G, Master C, van Ierssel J, Pardini J, Schneider K, Walton S, Zemek R, Patricios J (2023a) The Concussion Recognition Tool 6 (CRT6). Br J Sports Med 57:692–694

22. Echemendia R, Brett B, Broglio S, Davis G, Giza C, Guskiewicz K, Harmon K, Herring S, Howell D, Master C, McCrea M, Naidu D, Patricios J, Putukian M, Walton S, Schneider K, Burma J, Bruce J (2023b) Sport concussion assessment tool™ – 6 (SCAT6). Br J Sports Med 57:622–632

23. Eckner J, Kutcher J, Broglio S, Richardson J (2014) Effect of sport-related concussion on clinically measured simple reaction time. Br J Sports Med 48:112–118

24. Engelhardt J, Brauge D and Loiseau H. (2020) Second Impact Syndrome. Myth or reality? Neurochirurgie: S0028–3770

25. Feigin V, Theadom A, Barker-Collo S, Starkey N, McPherson K, Kahan M, Dowell A, Brown P, Parag V, Kydd R, Jones K, Jones A, Ameratunga S and Group BS (2013) Incidence of traumatic brain injury in New Zealand: a population-based study. Lancet Neurol 12:53–64

26. Friedman J (2004) Post-traumatic vertigo. Med Health 87:196–300

27. Galetta K, Brandes L, Maki K, Dziemianowicz M, Laudano E, Allen M, Lawler K, Sennett B, Wiebe D, Devick S, Messner L, Galetta S, Balcer L (2011) The King-Devick Test and Sports-Related Concussion: Study of a Rapid Visual Screening Tool in a Collegiate Cohort. J Neurol Sci 309:34–39

28. Galetta K, Liu M, Leong D, Ventura R, Galetta S and Balcer L. (2016) The King-Devick test of rapid number naming for concussion detection: metaanalysis and systematic review of the literature. FutureMedicine, eISSN 2056–3299:

29. Gänsslen A, Neubauer T, Krutsch W (2017) Concussion in Sports – What Trauma/ Orthopedic Surgeons Need to Know! Acta Chir Orthop Traumatol Cech 84:247–253

30. Gänsslen A, Schmehl I, Lüngen H, and, (Hrsg) (2023) Die Gehirnerschütterung. Springer, Berlin, Heidelberg

31. Giza C, Hovda D (2014) The new neurometabolic cascade of concussion. Neurosurgery, Suppl. 4:S24–S33

32. Gouvier W, Cubic B, Jones G, Brantley P, Cutlip Q (1992) Postconcussion symptoms and daily stress in normal and head-injured college populations. Arch Clin Neuropsychol 7:193–211

33. Guglielmetti M, Serafini G, Amore M, Martelletti P (2020) The Relation between Persistent Post-Traumatic Headache and PTSD: Similarities and Possible Differences. Int J Environ Res Public Health 17(11):4024. https://doi.org/10.3390/ijerph17114024

34. Guskiewicz K, Marshall S, Bailes J, McCrea M, Cantu R, Randolph C, Jordan B (2005) Association between recurrent concussion and late-life cognitive impairment in retired professional football players. Neurosurgery 57:719–729

35. Guskiewicz K, Ross S, Marshall S (2001) Postural stability and neuropsychological deficits after concussion in collegiate athletes. J Athl Train 36:263–273

36. Harmon K, Clugston J, Dec K, Hainline B, Herring S, Kane S, Kontos A, Leddy J, McCrea M, Poddar S, Putukian M, Wilson J, Roberts W (2019) American Medical Society for Sports Medicine position statement on concussion in sport. Br J Sports Med 53:213–225

37. Haydel M, Preston C, Mills T, Luber S, Blaudeau E, DeBlieux P (2000) Indications for computed tomog- raphy in patients with minor head injury. N Engl J Med 343:100–105

38. Imbach L, Valko P, Li T, Maric A, Symeonidou E, Stover J, Bassetti C, Mica L, Werth E, Baumann C (2015) Increased sleep need and daytime sleepiness 6 months after traumatic brain injury: a prospective controlled clinical trial. Brain 138:726–735

39. Iverson G, Gardner A, Terry D, Ponsford J, Sills A, Broshek D, Solomon G (2017) Predictors of clinical recovery from concussion: a systematic review. Br J Sports Med 51:941–948

40. Johnson V, Stewart W, Smith D (2012) Axonal pathology in traumatic brain injury. Exp Neurol 246:35–43

41. Jordan B (2013) The clinical spectrum of sport-related traumatic brain injury. Nat Rev Neurol 9:222–230

42. Kontos A, Deitrick J, Collins M, Mucha A (2017) Review of vestibular and oculomotor scree-ning and concussion rehabilitation. J Athl Train 52:256–261

43. Kontos A, Elbin R, Schatz P, Covassin T, Henry L, Pardini J, Collins M (2012) A revised factor structure for the Post-Concussion Symptom Scale: baseline and postconcussion factors. Am J Sports Med 40:2375–2384

44. Krutsch V, Gesslein M, Loose O, Weber J, Nerlich M, Gänsslen A, Bonkowsky V, Krutsch W (2018) Injury mechanism of midfacial fractures in football causes in over 40% typical neurological symptoms of minor brain injuries. Knee Surg Sports Traumatol Arthros 26:1295–1302

45. Lambru G, Benemei S, Andreou A, Luciani M, Serafini G, van den Brink A, Martelletti P (2021) Position Paper on Post-Traumatic Headache: The Relationship Between Head Trauma, Stress Disorder, and Migraine. Pain Ther 10(1):1–13. https://doi.org/10.1007/s40122-020-00220-1

46. Langer L, Alavinia S, Lawrence D, Munce S, Kam A, Tam A, Ruttan L, Comper P, Bayley M (2021Jul) (2021) Prediction of risk of prolonged post-concussion symptoms: Derivation and validation of the TRICORDRR (Toronto Rehabilitation Institute Concussion Outcome Determination and Rehab Recommendations) score. PLoS Med 18(7):e1003652. https://doi.org/10.1371/journal.pmed.1003652.eCollection

47. Langlois J, Rutland-Brown W, Wald M (2006) The epidemiology and impact of traumatic brain injury: a brief overview. J Head Trauma Rehabil 21:375–378

48. Lau B, Kontos A, Collins M, Mucha A and Lovell M. (2011) Which On-field Signs/Symptoms Predict Protracted Recovery From Sport-Related Concussion Among High School Football Players? Am J Sports Med, epub ahead:

49. Leitner L, El-Shabrawi J, Bratschitsch G, Eibinger N, Klim S, Leithner A, Puchwein P (2021) Risk adapted diagnostics and hospitalization following mild traumatic brain injury. Arch Orthop Trauma Surg 141:619–627

50. Lempke L, Howe D, Eckner J, Lynall R (2020) Examination of Reaction Time Deficits Following Concussion: A Systematic Review and Meta-analysis. Sports Med 50:1341–1359

51. Len T, Neary J (2011) Cerebrovascular pathophysiology following mild traumatic brain injury. Clin Physiol Funct Imaging 31:85–93

52. Ling H, Hardy J, Zetterberg H (2015) Neurological consequences of traumatic brain injuries in sports. Molecular Cell Neurosci 66:114–122

53. Lumba-Brown A, Yeates K, Sarmiento K, Breiding M, Haegerich T, Gioia G, Turner M, Benzel E, Suskauer S, Giza C, Joseph M, Broomand C, Weissman B, Gordon W, Wright D, Moser R, McAvoy K, Ewing-Cobbs L, Duhaime A, Putukian M et al (2018) Centers for Disease Control and Prevention Guideline on the Diagnosis and Management of Mild Traumatic Brain Injury Among Children. JAMA Pediatr 172:e182853. https://doi.org/10.1001/jamapediatrics.2018.2853

54. Makdissi M, Darby D, Maruff P, Ugoni A, Brukner P, McCrory P (2010) Natural history of concussion in sport: Markers of severity and implications for management. Am J Sports Med 38:464–471

55. Master C, Scheimann M, Gallaway M, Goodman A, Robinson R, Master S, Grady M (2016) Vision diagnoses are common after concussion in adolescents. Clin Pediatr (Phila) 55:260–267

56. Mathias J, Alvaro P (2012) Prevalence of sleep disturbances, disorders, and problems following traumatic brain injury: A metaanalysis. Sleep Med 13:898–905

57. McCrea M (2001) Standardized mental status testing on the sideline after sport related concussion. J Athl Train 36:274–279

58. McCrea M, Guskiewicz K, Randolph C, Barr W, Hammeke T, Marshall S, Powell M, Woo Ahn K, Wang Y, Kelly J (2013) Incidence, clinical course, and predictors of prolonged recovery time following sport-related concussion in high school and college athletes. J Int Neuropsychol Soc 19:22–33

59. McCrory P, Meeuwisse W, Dvořák J, Aubry M, Bailes J, Broglio S, Cantu R, Cassidy D, Echemendia R, Castellani R, Davis G, Ellenbogen R, Emery C, Engebretsen L, Feddermann-Demont N, Giza C, Guskiewicz K, Herring S, Iverson G, Johnston K et al (2017) Consensus statement on concussion in sport-the 5(th) international conference on concussion in sport held in Berlin, October 2016. Br J Sports Med 51:838–847

60. McCulloch K, Osborne M, Ramsey C (2020) Geriatric Mild Traumatic Brain Injury (mTBI). Curr Geriatr Rep. https://doi.org/10.1007/s13670-020-00329-3

61. McInnes K, Friesen C, MacKenzie D, Westwood D, Boe S (2017) (2017) Mild Traumatic Brain Injury (mTBI) and chronic cognitive impairment: A scoping review. PLoS ONE 12(4):e0174847

62. Meaney D, Smith D (2011) Biomechanics of concussion. Clin Sports Med 30:19–31

63. Meehan W, Mannix R, Monuteaux M, Stein C, Bachur R (2014) Early symptom burden predicts recovery after sport-related concussion. Neurology 83:2204–2210

64. Wr M, d'Hemecourt P, Comstock R (2010) High school concussions in the 2008–2009 academic year: mechanism, symptoms, and management. Am J Sports Med 38:2405–2409

65. Merritt V, Rabinowitz A, Arnett P (2015) Injury-related predictors of symptom severity following sports-related concussion. J Clin Exp Neuropsychol 37:165–275

66. Mollayeva T, Mollayeva S, Colantonio A (2016) The Risk of Sleep Disorder Among Persons with Mild Traumatic Brain Injury. Curr Neurol Neurosci Rep 16:55

67. Moore R, Hillman C, Broglio S (2014) The persistent influence of concussive injuries on cognitive control and neuroelectric function. J Athl Train 49:24–35

68. Morissette M, Prior H, Tate R, Wade J, Leiter J (2020) Associations between concussion and risk of diagnosis of psychological and neurological disorders: a retrospective population-based cohort study. Fam Med Community Health 8(3):e000390. https://doi.org/10.1136/fmch-2020-000390

69. Nordström A, Edin B, Lindström S, Nordström P (2013) Cognitive function and other risk factors for mild traumatic brain injury in young men: nationwide cohort study. BMJ 346:f723. https://doi.org/10.1136/bmj.f723

70. Nordström A, Nordström P, Ekstrand J (2014) Sports-related concussion increases the risk of subsequent injury by about 50% in elite male football players. Br J Sports Med 48:1447–1450

71. Pardini J, Stump J, Lovell M, Collins M, Moritiz K, Fu F (2004) The post-concussion symptom scale (PCSS): a factor analysis. Br J Sports Med 38:661–662

72. Patricios J, Schneider G, van Ierssel J, Purcell L, Davis G, Echemendia R, Frémont P, Fuller G, Herring S, Harmon K, Holte K, Loosemore M, Makdissi M, McCrea M, Wr M, O'Halloran P, Premji Z, Putukian M, Shill I, Turner M, Vaandering K, Webborn N, Yeates K, Schneider K (2023a) Sport Concussion Office Assessment Tool – 6. Br J Sports Med 57:651–667

73. Patricios J, Schneider K, Dvorak J, Ahmed O, Blauwet C, Cantu R, Davis G, Echemendia R, Makdissi M, McNamee M, Broglio S, Emery C, Feddermann-Demont N, Fuller G, Giza C, Guskiewicz K, Hainline B, Iverson G, Kutcher J, Leddy J, et al.

(2023b) Consensus statement on concussion in sport: the 6th International Conference on Concussion in Sport-Amsterdam, October 2022. Br J Sports Med, 57: 695–711

74. Pearce K, Sufrinko A, Lau B, Henry L, Collins M, Kontos A (2015) Near point of convergence after a sport-related concussion: measurement reliability and relationship to neurocognitive impairment and symptoms. Am J Sports Med 43:3055–3061

75. Rabinowitz A, Levin H (2014) Cognitive sequelae of traumatic brain injury. Psychiatr Clin North Am 37:1–11

76. Raikes A, Schaefer S (2016) Sleep quantity and quality during acute concussion: a pilot study. Sleep Med 39:2141–2147

77. Randolph C, Millis S, Barr W, McCrea M, Guskiewicz K, Hammeke T, Kelly J (2009) Concussion symptom inventory: an empirically derived scale for monitoring resolution of symptoms following sport-related concussion. Arch Clin Neuropsychol 24:219–229

78. Reid D, Shah K, Baum E, Daniels A (2020) Concussion: Mechanisms of Injury and Trends from 1997 to 2019. R I Med J 103:71–75

79. Rickels E (2009) Diagnostik und Therapie von Schädel-Hirn-Traumen. Chirurg 80:153–163

80. Rickels E, von Wild K, Wenzlaff P and Bock W. (2006) Schädel-Hirn-Verletzung – Epidemiologie und Versorgung: Ergebnisse einer prospektiven Studie. Zuckschwerdt; Auflage: 1; ISBN-13: 978–3886038961:

81. Schmehl I, Johl U, Sparenberg P, Kinze S, Dähne F, Rogge W (2011) Brain-Check nach Schädel-Hirn-Trauma. Diagnostisches Modul zur Ermittlung von Folgeschäden. Trauma Berufskrankh 13:12–17

82. Schütze M, Kundt G, Buchholz K, Piek J (2008) Which factors are predictive for long-term complaints after mild traumatic brain injuries? Versicherungsmedizin 60:78–83

83. Sigurdardottir S, Andelic N, Roe C, Jerstad T, Schanke A (2009) Post-concussion symptoms after traumatic brain injury at 3 and 12 months post-injury: A prospective study. Brain Inj 23:489–497

84. Singh P, Mishra D, Pandey P, Juneja M (2021) Clinical profile and short-term course of post-traumatic headache in children with mild traumatic brain injury: a prospective cohort study. Childs Nerv Syst 37:1943–1948

85. Skapinakis P, Lewis G and Mavreas V. (2003) One-year outcome of unexplained fatigue syndromes in primary care: results from an international study. 33:

86. Statistische Bibliothek. Gesundheit/Tiefgegliederte Diagnosedaten der Krankenhauspatientinnen und -patienten. Wiesbaden 2022. https://www.statistischebibliothek.de/mir/receive/DEHeft_mods_00145366, Zugriff: 07.07.2023.:

87. Stewart G, McQueen-Bordon E, Bell R, Barr T, Juengling J (2012) Comprehensive assessment and management of athletes with sport concussion. Int J Sports Phys Ther 7:433–447

88. Stiell I, Wells G, Vandemheen K, Clement C, Lesiuk H, Laupacis A (2001) The Canadian CT Head Rule for patients with minor head injury. Lancet 357:1391–1396

89. Storey E, Master S, Lockyer J, Podolak O, Grady M, Master C (2017) Near point of convergence after concussion in children. Optom Vis Sci 94:96–100

90. Studerus-Germann A, Engel D, Stienen M, von Ow D, Hildebrandt G, Gautschi O (2017) Three versus seven days to return-to-work after mild traumatic brain injury: a randomized parallel-group trial with neuropsychological assessment. Int J Neurosci 127:900–908

91. Tannen B, Darner R, Ciuffreda K, Shelley-Tremblay J, Rogers J (2015) Vision and reading deficits in post-concussion patients: A retrospective analysis. Vision Dev & Rehab 1:206–213
92. Taylor C, Bell J, Breiding M, Xu L (2017) Traumatic Brain Injury-Related Emergency Department Visits, Hospitalizations, and Deaths — United States, 2007 and 2013. MMWR Surveill Summ 66:1–16
93. Tessler J and Horn L. (2021) Post-Traumatic Headache. StatPearls. Treasure Island (FL): StatPearls Publishing. Copyright © 2021, StatPearls Publishing LLC:
94. Theadom A, Cropley M, Parmar P, Barker-Collo S, Starkey N, Jones K, Feigin V and Group BR (2015) Sleep difficulties one year following mild traumatic brain injury in a population-based study. Sleep Med 16:926–932
95. Thomas D, Collins M, Saladino R, Frank V, Raab J, Zuckerbraun N (2011) Identifying neurocognitive deficits in adolescents following concussion. Acad Emerg Med 18:246–254
96. US Defense Centers of Excellence. (2019) Neuroendocrine dysfunction screening post mild TBI. https://health.mil/Search-Results?query=Neuroendocrine&refSrc=1. Zugegriffen am 24.03.2021:
97. VBG. (2021) Sportreport. https://www.vbg.de/SharedDocs/MedienCenter/DE/Broschuere/Branchen/Sport/VBG-Sportreport_2021.pdf?__blob=publicationFile&v=7; Zugriff 07.07.2023:
98. West T, Sharp S (2014) Neuroendocrine dysfunction following mild TBI: When to screen for it? J Fam Pract 63:11–16
99. Wilkinson C, Pagulayan K, Petrie E, Mayer C, Colasurdo E, Shofer J, Hart K, Hoff D, Tarabochia M, Peskind E (2012) High prevalence of chronic pituitary and target-hormone abnormalities after blast related mild traumatic brain injury. Front Neurol 3:11
100. Yuh E, Hawryluk G, Manley G (2014) Imaging concussion: a review. Neurosurgery 75:50–63
101. Zemek R, Barrowman N, Freedman S, Gravel J, Gagnon I, McGahern C, Aglipay M, Sangha G, Boutis K, Beer D, Craig W, Burns E, Farion K, Mikrogianakis A, Barlow K, Dubrovsky A, Meeuwisse W, Gioia G, Meehan W III, Beauchamp M et al (2016) Clinical Risk Score for Persistent Postconcussion Symptoms Among Children With Acute Concussion in the ED. JAMA 315:1014–1025
102. Zhang A, Sing D, Rugg C, Feeley B, Senter C (2016) (2016) The rise of concussions in the adolescent population. Orthop J Sports Med 4:2325967116662458

Printed in the United States
by Baker & Taylor Publisher Services